haillet.

T 135
e
52

Te $\frac{135}{52}$

MÉDECINE

HOMOÉOPATHIQUE.

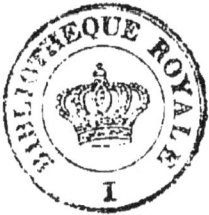

C'EST sur la fin du siècle dernier que le hasard fit découvrir à Hahnemann le grand principe de médecine qui est devenu le fondement de cette nouvelle méthode de curation, à laquelle on a donné le nom d'homoéopathie. Dans l'espace de plus de cinquante ans, la pratique de son auteur ainsi que celle d'une foule de médecins célèbres, tant en Allemagne qu'en Suisse, en Italie, aux Etats-unis d'Amérique et en France même, en a constaté non-seulement les heureux résultats, mais encore la supériorité dans certains cas, sur tout autre mode de traitement. L'efficacité de cette méthode s'est montrée non-seulement dans les maladies aigues, mais encore dans la plupart des maladies chroniques. Hahnemann est allé même jusqu'à dire que dans sa pratique, il n'avait vu aucune de ces dernières, quelque durée qu'élle ait eue, qui n'ait cédé à l'influence des agents homoéopathiques. Je ne puis point me flatter d'une réussite aussi constante. Cependant depuis cinq ans que j'ai étudié et que je pratique cette méthode, je puis assurer avoir guéri par l'emploi des seuls médicaments qu'elle offre, un grand nombre de maladies réputées incurables.

Les succès extraordinaires que l'homoéopathie a obtenus partout où il s'est trouvé des hommes pour l'étudier et la mettre en pratique, n'ont pas empêché qu'il ne se soit élevé contre elle un grand nombre de contradicteurs. Les médecins se sont récriés de toute part et contre la vérité du principe de Hahnemann et contre la possibilité que les agents thérapeutiques dont il se sert, puissent avoir une action sur l'économie humaine. Mais d'abord on peut affirmer que la plupart étaient sur cette méthode, dans l'ignorance la plus complète. Il faut pour la connaître, des études particulières, longues et difficiles pour lesquelles le temps et la volonté ont toujours manqué au plus grand nombre. Ils n'étaient donc pas compétents pour la juger.

Aussi sans s'en apercevoir, se sont-ils mis en contradiction avec leur pratique personnelle et certaines maximes médicales qu'ils professaient. Le grand principe de l'homoéopathie est qu'il faut pour guérir une maladie, l'administration d'une substance ayant la propriété de produire chez l'homme sain, des symptômes semblables aux siens. A la vérité, c'est Hahnemann qui a donné le premier la formule de ce principe. Mais de tout temps les médicaments les plus héroïques de la pharmacopée ont été employés d'une manière homoéopathique. C'est ainsi qu'entre les mains de ceux qui savaient le mieux manier les agents thérapeutiques, on a vu l'opium, la noix vomique, la fève de Saint-Ignace, la belladone, le soufre, l'arsenic, les mercuriaux, les vomitifs, les purgatifs, etc. etc.; combattre efficacément les syptômes analogues à ceux qu'ils pouvaient procurer chez l'homme sain. Les médecins qui combattent le principe fondamental de l'homoéopathie, sont donc directement opposés à la pratique médicale la plus généralement répandue.

Lorsqu'ils nient que les petites doses de médicaments que l'on emploie dans cette méthode puissent agir sur l'économie humaine, ils ne sont pas mieux d'accord avec eux-mêmes. Pour peu que l'on soit versé dans les sciences médicales, on sait que toutes les modifications qu'éprouvent l'organisme, tiennent à l'action de certains agents que l'on appelle Stimulants. Dira-ton que les stimulants n'agissent jamais qu'en raison de leur volume ou de leur masse ? Mais l'expérience démontre tous les jours le contraire. On sait que les plus graves atteintes portées à l'économie humaine, sont dues à l'action d'agents insaisissables et inappréciables. Je ne parlerai pas des fièvres épidémiques et contagieuses dont la cause se trouve indubitablement dans certaines miasmes, certains principes qui viennent imprimer une modification morbide aux organes et aux fonctions. Je rapporterai des faits qui sont plus ordinaires et plus à la portée de tout le monde. Qui oserait, par exemple, mettre en doute que la petite vérole, la gale, les dartres, la gonorrhée, la Syphilis ne sont pas dues à la transmission de principes contagieux ? Eh bien ! je le demande, quelle forme, quel volume, quelle couleur ont ces agents si puissants sur l'économie humaine ? Est-il quelqu'un qui ait jamais pu les saisir et les comprendre ? Un médecin qui nie qu'une substance quel-

conque introduite dans l'organisme à la dose
infinitésimale d'un remède homoéopathique,
est incapable de produire aucun effet, est
donc aussi en contradiction avec l'expérience
médicale de tous les siècles.

Mais les médicaments homoéopathiques
ont-ils un mode d'action si extraordinaires
qu'on ne puisse en expliquer le comment,
d'après les idées communes de la phisiologie? Deux mots suffiront pour démontrer
le contraire. Chacun sait que tout l'organisme se généralise ou se résume dans les
centres nerveux. Le cerveau et la moelle
épinière commandent à tous les organes de
l'économie, et perçoivent toutes les impres-
sions qu'ils peuvent recevoir. Ils sont le
principe de la vie, l'origine de tous les
mouvements et le point où tout vient abou-
tir. Il ne peut donc rien se passer dans l'é-
conomie sans que ces centres nerveux n'é-
prouvent une modification, un changement
dans leur manière d'être. Ce changement,

cette modification sont constamment les mêmes, toutes les fois que les organes auxquels
ils commendent sont affectés de la même
manière; et on peut dire que les mêmes
liens qui les enchaînent dans l'état de santé,
les associent necessairement aussi pour les
douleurs. *Consensus unus, consentientia
omnia*, a dit Hypocrate. C'est à cette union,
à ces rapports qui existent entre les organes
dans l'état de maladie qu'on a donné le nom
de *Sympathie*. Mais la sympathie qui existe
entre le cerveau, la moelle épinière et les
organes auxquels ils commandent, est la
plus grande et la plus invariable, parce
qu'elle est directe et nécessaire. Toutes les
fois qu'un organe est troublé dans sa fonction, cette portion du cerveau ou de la
moelle épinière qui lui commande, se trouve
donc prise sympathiquement d'une affection
morbide analogue. Voilà des notions qu'il
m'était nécessaire de donner. Maintenant il
sera facile de se rendre compte de la manière d'agir des remèdes homoéopathiques.

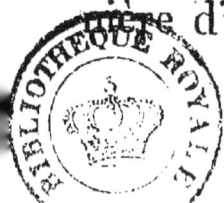

Introduits dans l'économie , ils vont modi-
fier les centres nerveux. Mais la modification
qu'ils leur font éprouver , est semblable à
la modification qu'opérait sympathiquement
l'affection morbide de l'organe auquel il
commande. L'affection cérébro-spinal de-
vient immédiatement l'effet du remède qu'on
a administré. Les remèdes homoéopathiques
changent donc la maladie. Les organes qui
n'étaient pris que secondairement , le de-
viennent primitivement après leur administration, et par une conséquence nécessaire,
ceux qui l'étaient primitivement, ne le sont
plus que secondairement. Le role est changé.
On sent bien que la maladie qui préexistait
n'étant plus que le résultat de l'affection que
produit le remède sur les centres nerveux,
se dissipe sitôt que le remède a cessé d'agir.
Ce n'est plus qu'une disposition morbide
artificielle, qui ne peut avoir qu'une durée
éphémère. On voit qu'on peut expliquer
l'action des remèdes homoéopathiques d'a-
près les idées de la phisiologie. L'homoéo-

pathie est un vaste système de révulsion qui porte sur les centres-nerveux. Comme tout autre système de révulsion, il repose sur ce principe éternel d'Hypocrate. *Duobus laboribus simul existentibus, vehementior obscurat alterum.* Lorsque deux maladies existent ensemble, la plus forte détruit la plus faible.

L'action des doses infinitésimales dont on se sert dans cette méthode n'est pas plus incompréhensible. Personne n'ignore que les stimulants n'ont d'effet sur l'économie humaine que parce que les organes sont sensibles à leur action. Mais la sensibilité n'est pas la même pour tous. Il en est chez lesquels on la voit obtuse et chez d'autres elle est tout-à-fait exaltée. Ce sont les centres nerveux qui jouissent de la sensibilité la plus exquise. Combien d'agents qui n'ont aucune action sur la peau, les membranes muqueuses et sur les organes qui sont le plus immédiatement en contact avec eux, agissent cependant d'une manière violente sur le cerveau et la moelle épinière. Chacun connaît les effets de l'électricité, du magnétisme et de certains poisons narcotico-âcres. Leur puissance s'exerce exclusivement sur ces organes centraux et généralisateurs. On ne voit pas qu'ils procurent rien aux organes sur lesquels on les dépose. L'acide prussique, par exemple, poison si violent que quelques atomes appliqués sur l'œil, font tomber mort le chien le plus vigoureux, comme s'il était frappé de la foudre, ne laisse aucune trace d'inflammation sur les membranes de cet organe. C'est dans l'extrême sensibilité du systême cérébro-spinal que se trouve la raison de la puissance des remèdes homoéopathiques, administrés à une dose infinitésimale. Ils sont en quantité trop minimes pour être sentis par les organes avec lesquels on les met en contact immédiat. L'estomac, les voies absorbantes et circulatoires ne ressentent absolument rien de leur présence. Ils ne provoquent aucune

action de la part de ces organes. Il n'y a
que le cerveau et la moelle épinière sur lesquels ils puissent agir. Si les remèdes homoéopathiques n'étaient pas administrés à
doses infiniment petites, ils agiraient sur les
organes avec lesquels ils se trouveraient le
premier en contact. Ceux-ci réagiraient,
l'absorption n'aurait pas lieu, et par consé-
quent il n'y aurait point de révulsion possi-
ble sur les centres nerveux. On voit donc
qu'il faut que les doses de remèdes soient
excessivement faibles pour agir homoéopa-
thiquement.

Par tout ce qui a été dit, il est facile de
conclure que l'ignorance et les préjugés sont
la seule source dans laquelle les détrac-
teurs de l'homoéopathie sont allé puiser
leurs motifs et leurs raisons. Au lieu de la
décrier, ils auraient mieux fait de l'étudier.
Au lieu de détourner de l'humanité souffrante les secours qu'elle pouvait lui offrir,
ils devaient chercher à en approfondir les

secrets. Il ne devaient pas oublier que l'homme de l'art est comptable à l'égard de la société, non-seulement des connaissances qu'il a acquises, mais encore de toutes celles qu'il peut acquérir. Tous les systêmes sont bons, mais ils ne sont pas exclusivement bons. Les uns offrent des ressources qui ne se trouvent pas dans les autres. C'est un devoir pour le médecin d'étudier tous ceux qui viennent à éclore. Les moyens qu'on possède pour guérir ne sont pas si nombreux, pour qu'on regarde comme inutile d'en acquérir de nouveaux. L'homoéopathie se présentait avec des garanties suffisantes, pour qu'on osât l'étudier sans craindre d'avoir à regretter le temps qu'on y aurait employé. Car, il y aurait de l'indécence de supposer que dans les temps où nous vivons, ce systême aurait été adopté et suivi constamment par une foule d'hommes distingués par leurs talents, et qui avaient vieilli dans les études, s'il n'avait eu quelque chose de vrai. L'engouement, le fanatisme, s'ils

peuvent avoir lieu, ne durent pas long-
temps chez les hommes de bon sens. Le
médecin qui se résout non-seulement à pra-
tiquer, mais encore à enseigner un nouveau
moyen de curation, ne le fait jamais sans
de graves motifs. Il sait que ses décisions,
si elles étaient erronnées, ne compromet-
traient pas seulement quelqu'intérêt de for-
tune ou de position, mais ce qu'il y a de
plus cher, la santé et la vie. Il y donc des
motifs suffisants pour que toute personne de
l'art se fasse un devoir de l'étudier, et que
tous ceux qui souffrent, réclament les secours qu'elle peut offrir.

CONSULTATIONS GRATUITES.

Rue derrière-dessus N.º **266**,

A MONTBÉLIARD.

Le médecin qui n'est pas riche, est obli-
gé de vivre de son industrie. Ce n'est ce-

pendant point pour amasser des trésors qu'il a embrassé la carrière médicale. Il ne doit point se considérer comme exerçant un métier, mais comme remplissant une fonction. En acceptant son mandat, il s'est voué au soulagement de l'humanité souffrante. Pour remplir son devoir, il a deux indications à suivre. La première, est de courir au devant des besoins du pauvre, la seconde, c'est d'employer tous les moyens pour engager le riche à réclamer les secours que son art peut lui porter, et dissiper les préjugés qui pourraient l'en détourner.

L'expérience m'a prouvé que l'homoéopathie peut rendre de très-grands services. Pour atteindre avec elle, le but dont j'ai parlé, rien de mieux que des consultations gratuites. Le pauvre n'aura point d'obstacle à surmonter pour trouver guérison, et le riche en voyant sur sa porte et tout autour de lui les bienfaits de l'homoéopathie, ne craindra pas de s'adresser à elle toutes les fois que les hommes de l'art voudront l'y engager. Je prie donc toutes les personnes entre les mains de qui cet opuscule tombera, d'avertir ceux qu'elles sauront souffrir que chaque semaine, le jeudi, de deux à cinq heures après midi, je donnerai gratuitement des consultations homoéopathiques, et que je fournirai aux personnes qui s'adresseront à moi dans ces moments, tous les remèdes qui leur seront nécessaires, et cela sans rétribution aucune.

E. CHAILLET, *Médecin*.

MONTBÉLIARD, IMPRIMERIE DE ROD.-HENRI DECKHERR.

www.ingramcontent.com/pod-product-compliance
Lightning Source LLC
Chambersburg PA
CBHW050434210326
41520CB00019B/5931